BEI GRIN MACHT SICH IHR WISSEN BEZAHLT

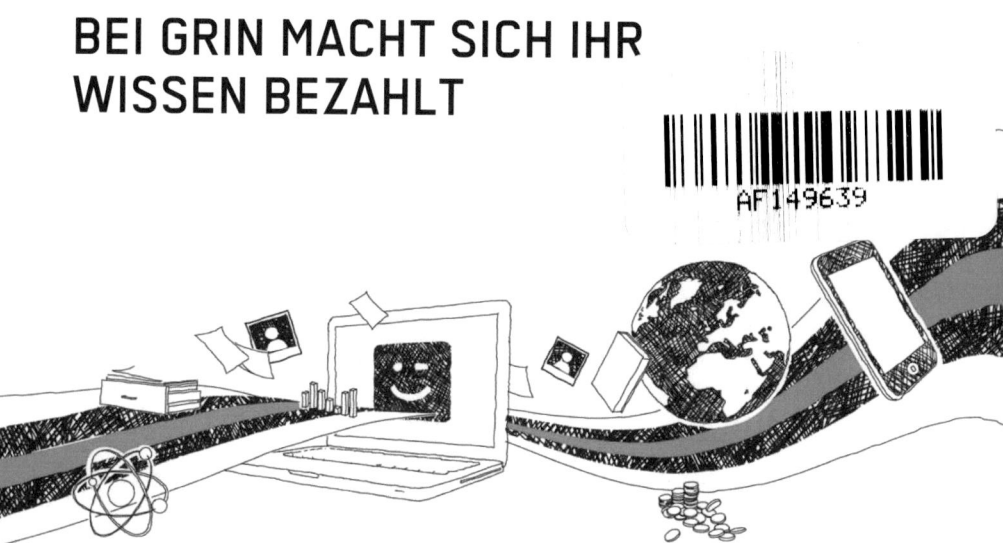
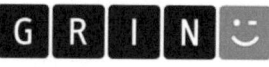

Propriozeptives Training mit Kindern und Jugendlichen. Effekte und Struktur

Marcel Schmiederer

Bibliografische Information der Deutschen Nationalbibliothek:

Die Deutsche Nationalbibliothek verzeichnet diese Publikation in der Deutschen Nationalbibliografie; detaillierte bibliografische Daten sind im Internet über http://dnb.d-nb.de abrufbar.

ISBN: 9783346287656
Dieses Buch ist auch als E-Book erhältlich.

© GRIN Publishing GmbH
Nymphenburger Straße 86
80636 München

Druck und Bindung: Books on Demand GmbH, Norderstedt Germany
Gedruckt auf säurefreiem Papier aus verantwortungsvollen Quellen

Das Buch bei GRIN: https://www.grin.com/document/945412

Pädagogische Hochschule Karlsruhe

Fakultät für Natur- und Sozialwissenschaften

Institut für Bewegungserziehung und Sport

Sekundarstufe I

Individualsportarten II: Funktionelle Gymnastik

SoSe 2020

Propriozeptives Training mit Kindern und Jugendlichen

Vorgelegt von:

Marcel Schmiederer

1

Inhaltsverzeichnis

1. Grundlagen

1.1 Begriffserklärung

Was ist Propriozeption?

Unter der Propriozeption wird die sensorische Aufnahme von Reizen durch Propriozeptoren verstanden. Diese Propriozeptoren befinden sich im aktiven sowie passiven Bewegungsapparat und ermöglichen die Wahrnehmung unseres eigenen Körpers. Die Registrierung von Veränderungen in der Muskellänge, der Sehnendehnung, der Gelenkstellung und des Gleichgewichtszustandes erfolgt durch die Propriozeptoren. Zudem liefern diese weitere Afferenzen über Parameter der Bewegung und Lage des Körpers. Diese Informationen werden in neurologische Signale umgewandelt und als Afferenzen an das zentrale Nervensystem, bestehend aus Gehirn und Rückenmark, weitergeleitet. Ohne diese ständige Rückmeldung wäre ein fein koordiniertes Zusammenspiel, im Sinne reflektorischer Haltungs- und Bewegungskoordination, nicht möglich (Chwilkowski 2006, S. 16).

Die Propriozeption umfasst die Gleichgewichtsfähigkeit, die Anpassungsfähigkeit und die Reaktionsfähigkeit (Häfelinger und Schuba 2013, S. 24). Damit bildet sie einen Teilaspekt der Koordination.

Das Training der Propriozeption zielt auf die Aspekte einer verbesserten Tiefensensibilität, einer erhöhten Muskelaktivität durch aktive und passive Bewegungen, einer gesteigerten Wahrnehmung sowie der Wiederherstellung und Stabilisation von Gelenkstellungen ab. Somit unterscheidet sich das propriozeptive Training zu einem koordinativen Training. Ein propriozeptives Training schult lediglich Teilaspekte der Koordination, wohingegen ein koordinatives Training alle Ebenen der Motorik und das bewusste Ausführen von Bewegungsmustern umfasst (Häfelinger und Schuba 2013, S. 27). Um dies zu erreichen ist neben der Schulung der Sensorik auch die Förderung der Motorik von Nöten. Diese beiden Aspekte finden sich in der Sensomotorik wieder.

Was ist Sensomotorik?

Wie bereits erwähnt, handelt es sich bei der Propriozeption um einen Teilaspekt der Sensomotorik. Der Begriff Sensomotorik setzt sich aus der „Sensorik" sowie der „Motorik" zusammen. Die bei der Sensorik aufgenommenen neurosensorischen Informationen stammen dabei zum Teil von den Propriozeptoren, jedoch auch von großen Rezeptoren, wie den Augen, Ohren oder dem Gleichgewichtsorgan. Diese Informationen werden an das zentrale Nervensystem weitergeleitet.

Die Motorik beschreibt die Ansteuerung der Muskulatur und der daraus folgenden Muskelanspannung. Zusammenfassend kann die Sensomotorik als das Zusammenspiel zwischen dem zentralen Nervensystem und den Muskeln bezeichnet werden (Rhül 2008, S. 10).

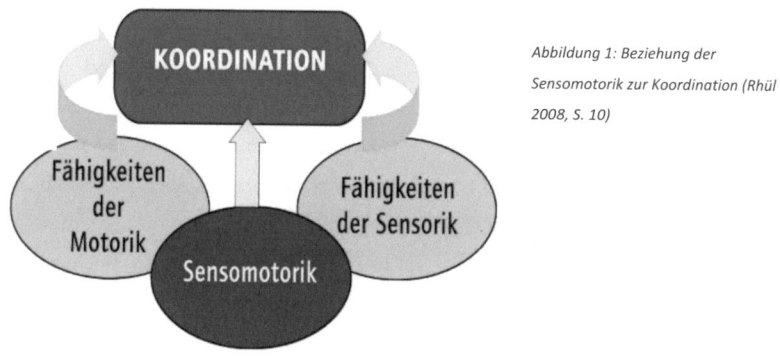

Abbildung 1: Beziehung der Sensomotorik zur Koordination (Rhül 2008, S. 10)

Was ist Koordination?

Koordination ist die Ordnung sensomotorischer Aktivitäten in Ausrichtung auf einen Zweck (Laube und Anders 2009, S. 167). Grundlage jeder menschlichen Bewegung bildet die Koordination. Sie ist für das Erlernen neuer Bewegungen, deren Steuerung sowie ihrer Anpassung verantwortlich. Damit ist die Koordination der zentrale Faktor der motorischen Leistungsfähigkeit, denn ohne diese wären die anderen motorischen Hauptbeanspruchungsformen (Kraft, Schnelligkeit, Ausdauer, Beweglichkeit) wirkungslos und ohne Nutzen.

Häfelinger und Schuba (2013, S. 16) definieren die Koordination als das Zusammenwirken des zentralen Nervensystems als Steuerorgan und der Skelettmuskulatur als Ausführorgan in einem gezielten Bewegungsablauf. Somit beinhaltet die Koordination alle Prozesse der Bewegungskontrolle. Durch die Schulung der koordinativen Fähigkeiten kann der Energieaufwand, der Krafteinsatz und die Ermüdung innerhalb eines Bewegungsablaufs reduziert werden.

1.2. Physiologie der Propriozeption

Der Mensch kann seinen Organismus sowie dessen unmittelbare Umgebung mithilfe von Sinnesreizen wahrnehmen. Dieser Prozess wird Sensibilität genannt. Rezeptoren, mit deren Hilfe der Mensch diese Reize aufnimmt, können in drei Arten klassifiziert werden. Die Exterozeptoren nehmen externe Umweltreize auf. Enterozeptoren und Propriozeptoren sind für die Registrierung körpereigener Reize zuständig (Chwilkowski 2006, S. 16–19). Die Propriozeptoren liefern dabei Afferenzen von Muskelspindeln, Sehnenspindeln (Golgi-Sehnenorgan), Gelenksensoren und Sensoren der Haut. Durch diese kann sowohl die Bewegung als auch die Stellung des Gelenks sensorisch rückgemeldet werden. Dabei beruhen die Funktionen der Propriozeption vorwiegend auf den Leistungen der Muskelspindeln (Längensensoren) und den Golgi-Sehnenorganen (Kraftsensoren). Die Rezeptoren in den Gelenkkapseln und in der Haut leisten dagegen nur einen geringen Beitrag (Schmidt 2010, S. 288). Zusammen mit dem vestibulären System bilden diese Sensoren die Grundlage für sinnvolle, koordinierte Bewegungen der Gelenke (Häfelinger und Schuba 2013, S. 31–32).

Der durch die Propriozeptoren aufgenommene IST-Zustand der Gelenke und dazugehörigen Muskeln wird über das Rückenmark an das zentrale Nervensystem weitergeleitet. Die Informationen, welche die Rezeptoren aufnehmen, werden anschließend an das Regelzentrum (Spinaletage des Rückenmarks) gemeldet. Damit ist die definierte Grenze der Propriozeption erreicht und alle folgenden Schritte sind Teil der Sensomotorik. Die im Regelzentrum eingetroffenen Werte des IST-Zustands werden mit den Soll-Werten über gewünschte Stellung und Bewegung des zentralen Nervensystems verglichen. Anschließend werden Korrekturen an das Gelenk und die Muskulatur rückgemeldet. Hierdurch können Störungen von außen behoben werden. Die funktionellen Soll-Werte sind durch die erworbenen und angeborenen Bewegungsmuster vorgegeben (Häfelinger und Schuba 2013, S. 25).

1.3. Effekte und Struktur eines propriozeptiven Trainings

Durch das Training der Propriozeption können Reize schneller sowie präziser aufgenommen und verarbeitet werden. Dies führt zu einer zielgerichteteren und genaueren Ausführung von Bewegungen. Da jedoch eine isolierte Muskelaktivierung im Sinne der Propriozeption sehr herausfordernd und oft ungenügend ist, sollten weitere Einflussgrößen der Sensomotorik in das Training eingebaut werden (Lange 2014). Chwilkowkski spricht in diesem Zusammenhang von einem koordinativ-propriozeptivem Training. Dieses beinhaltet vorwiegend

Trainingsformen, bei welchen das Gleichgewicht gestört wird. Durch einen erhöhten Input an propriozeptiven Informationen führt diese Übungsform zu einer Verbesserung der Körperwahrnehmung. Zudem werden reflektorische Ansteuerungsmechanismen optimiert, was zu einer Ökonomisierung der Muskeltätigkeit beiträgt (Chwilkowkski 2006, S. 55).

Eine bewusste und gezielte Übungsausführung bewirkt eine Verbesserung der motorischen Programme, welche sich auch positiv auf Alltagsaktivitäten auswirkt. Die nötigen Prozesse eines Gleichgewichtstrainings zur Haltungskontrolle sind in Abbildung 2 grafisch dargestellt.

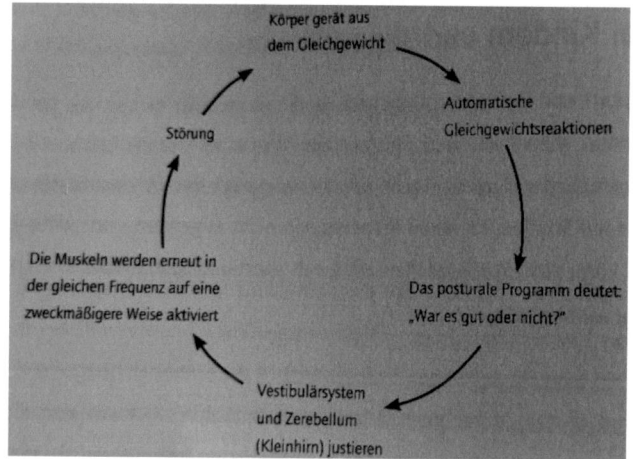

Abbildung 2: Die Haltungskotrolle (Häfelinger und Schuba 2013, S. 78)

Effekte eines koordinativ-propriozeptiven Trainings

Wie bereits im oberen Abschnitt erläutert, spielt in einem koordinativ-propriozeptiven Training die Schulung der Gleichgewichtsfähigkeit eine tragende Rolle. Um bei Balance-Übungen das Gleichgewicht zu halten, ist eine gute intra- und intermuskuläre Koordination erforderlich (Häfelinger und Schuba 2013, S. 62). Thomschke weist auf die positiven Effekte für die Tiefenmuskulatur hin, ausgelöst durch diese Balance-Übungen. Er hebt besonders die Tiefenmuskulatur im Bereich der Wirbelsäule hervor, welche die Wirbelsäule stabilisiert und die Wirbelgelenke korrekt ausrichtet. Bewegungen können dadurch besser kontrolliert werden, wodurch Überlastungen und damit verbundene Schmerzen verhindert werden (Thomschke 2019, S. 12).

Ein koordinativ-propriozeptives Training fördert eine gute Haltungsstabilität, einen ökonomischen Krafteinsatz bei Alltags- und Sportbelastungen sowie eine Verbesserung der

Reaktionsfähigkeit auf externe Reize. Damit liegt das Hauptziel des Trainings in einer Stabilisierung und Erhaltung des Gleichgewichts und dessen Erweiterung durch das Erlernen neuer Bewegungsmöglichkeiten (Häfelinger und Schuba 2013, S. 62). Zudem beschreibt Granacher die Möglichkeiten einer Förderung der Kraftfähigkeit, Gelenksstabilität und einer insgesamt verbesserten körperlichen Leitungsfähigkeit (Granacher et al. 2007, S. 1).

Des Weiteren leistet das koordinativ-propriozeptive Training einen wichtigen Beitrag zur Verletzungsprophylaxe, welcher in den Ballsportarten Handball, Fußball und Volleyball bereits nachgewiesen werden konnte (Granacher et al. 2007, S. 1). Dabei profitieren insbesondere die spieltechnisch schwächeren Schüler und Schülerinnen. Granacher empfiehlt vor der Ausübung von Ballsportarten ein koordinativ-propriozeptives Training durchzuführen. Der Fokus sollte dabei auf den Proprizeptoren der Finger und des oberen Sprunggelenks liegen (Knobloch et al. 2005, S. 87).

Struktur des koordinativ-propriozeptiven Trainings

Das Training ist dem Leistungsstand der Schüler und Schülerinnen anzupassen und sollte in seinen Anforderungen Stufenweise aufgebaut werden. Dabei gilt es folgende methodische Grundsätze zu beachten.

1. Vom Leichten zum Schweren
   Leichte Bewegungsaufgaben zum Einstieg schaffen Erfolgserlebnisse und vermeiden Misserfolge. Zudem wird das motorische Lernen durch aufeinander aufbauende Bewegungserfahrungen begünstigt.

2. Von einfachen zu komplexen Anforderungen
   Es empfiehlt sich, zunächst die stabilisierende Rumpfmuskulatur zu aktivieren, bevor die Extremitäten geschult werden. Durch die gleichzeitige Ausführung von komplexen Aufgaben, welche die Aufmerksamkeit von der Körperhaltung ablenken, kann das reflektorische Stabilisationsvermögen verbessert werden.

3. Von statischen zu dynamischen Anforderungen
   Zu Beginn sollten reine Halteübungen eingesetzt werden. Anschließend können die Extremitäten zunehmend dynamisch und sportspezifisch trainiert werden.

4. Von langsamer zu schneller Bewegungsausführung

Dynamische Übungen sollten zunächst langsam und kontrolliert ausgeführt werden. Erst wenn diese sicher beherrscht werden kann eine Temposteigerung erfolgen. Bei einem erhöhten Tempo herrschen höhere reaktive Kräfte, wodurch das reflektorische Stabilisationsvermögen verbessert wird.

5. Von stabilen zu instabilen Unterlagen

Die Übungen sollten zu Beginn auf dem Boden ausgeführt werden. Der Schwierigkeitsgrad kann anschließend durch den Einsatz verschiedener instabiler Unterlagen gesteigert werden.

6. Von großer zu kleiner Unterstützungsfläche

Im Verlauf des Trainings gilt es, die Unterstützungsfläche kontinuierlich zu verkleinern. Somit kann die Balance erschwert und damit der Gleichgewichtssinn und die Propriozeption gefördert werden.

7. Vom Üben mit offenen Augen zum Üben mit geschlossenen Augen

Sobald Übungen mit offenen Augen beherrscht werden, können dieselben Übungen mit geschlossenen Augen durchgeführt werden. Der Wegfall der optischen Raumorientierung schult die Tiefensensibilität.

8. Manuelle Widerstände setzen

Durch den Einsatz von manuellen Widerständen können die koordinativen Anforderungen weiter gesteigert werden.

(Vgl. Chwilkowski 2006, S. 56–58)

Des Weiteren gilt es die Prinzipien der biologischen Anpassung zu beachten, um einen optimalen Trainingseffekt zu erreichen und Überlastungen zu vermeiden.

1. Unterschwellige Reize   → keine Wirkung

2. Schwache Reize   → Anregung

3. Starke Reize   → Anpassung

4. Zu Starke Reize   → negative Auswirkungen

(Vgl. Häfelinger und Schuba 2013, S. 85)

Motorisches Lernen sowie die Entwicklung der Propriozeption sollten zu Beginn der Sportstunde erfolgen, denn zu diesem Zeitpunkt ist die Aufmerksamkeit der Lernenden noch sehr hoch und die energetische Situation am günstigsten. Diesen Übungen sollte eine kurze Aufwärmung des Herz-Kreislauf-Systems vorausgehen. Ein Trainingsumfang von mindestens 5 Minuten bis 20 Minuten ist empfehlenswert, um effektive Ergebnisse und Anpassungen zu erzielen. Dabei sollten die Übungsdurchläufe eine Reizdauer und Reizdichte aufweisen, bei der eine volle Konzentration gewährleistet ist, denn nur so kann eine korrekte Bewegungsausführung und die damit verbundene erwünschte Abspeicherung der Bewegungsabläufe erreicht werden. Während der Durchführung ist auf eine regelmäßige Atmung und eine gerade Körperhaltung zu achten. Bei Schmerzen sollte das Training abgebrochen werden (Häfelinger und Schuba 2013, S. 86–87).

Die Übungen sollten barfuß oder mit Strümpfen durchgeführt werden, denn dadurch erhalten die Hautrezeptoren einen erhöhten afferenten Input und falsche Fußstellungen werden leichter erkannt. Auf mögliche Gefahren hinzuweisen ist jedoch wichtig. Bei dem Barfußtraining besteht ein Fußpilzrisiko und beim Trainieren in Strümpfen erhöht sich die Rutschgefahr (Granacher et al. 2007, S. 3).

Bei der Einführung in das Thema sollte die Lehrkraft den „kurzen Fuß nach Janda" mit den Schülern und Schülerinnen einüben, da dieser für die korrekte Stellung der Beinachse sensibilisiert und eine höhere Stabilität verleiht (Chwilkowski 2006, S. 64).

2. Zielgruppe

Die Zielgruppe der Unterrichtseinheit ist eine 8. Klasse der Sekundarstufe I. Das durchschnittliche Alter der Schüler und Schülerinnen liegt bei 14 bis 15 Jahre, womit sie sich in der 1. Puberalen Phase befinden. In dieser Zeit reduzieren sich ihre koordinativen Fähigkeiten stark gegenüber den Vorjahren. (sportunterricht.de 2020) Dies ist einer Größen- und Gewichtszunahme geschuldet, durch welche ein schlechteres Last-Kraft-Verhältnis entsteht. Der Fokus des Trainings in diesem Alter liegt daher in der Festigung der koordinativen Fähigkeiten (sportbiologie-grundlagen 2018).

2.1. Warum ist ein koordinativ-propriozeptives Training für Jugendliche wichtig?

Sensomotorische Fähigkeiten bilden die Grundlage für geistige, emotionale und soziale Entwicklungsprozesse. Mit fortschreitendem Alter übernehmen geistige und soziale Reaktionen einen Teil der sensomotorischen Aktivitäten. Allerdings sollte auch dann auf eine sensomotorische Entwicklung geachtet werden, da eine Vernachlässigung negative Auswirkungen auf weitere menschliche Entwicklungsfelder hat. Damit ist es grundlegend von Die Ausstattung an sensomotorischen Fähigkeiten ist grundsätzlich dafür verantwortlich, wie die Schülerinnen und Schüler bedeutsame Lebenssituationen zu bewältigen lernen. Die Bewegung stellt dabei das Bindeglied zwischen Körper und Außenwelt dar. Die dadurch erworbene Handlungskompetenz ist das tragende Element der Persönlichkeitsentwicklung. Zudem sichert ein Aufbau von sensorischen und motorischen Leistungen das Fundament für eine spätere Spezialisierung von Fertigkeiten (Balster 2003, S. 9).

Des Weiteren leistet das Training einen wichtigen Beitrag für ein positives Körperbild und Körperschema der Schülerinnen und Schüler. Der Begriff Körperbild beschreibt wie der eigene Körper empfunden wird (positiv, schwach, attraktiv etc.) Das Körperschema bildet die Vorstellung der Lage des Körpers und der Körperteile zueinander. Diese entstehen durch innere und äußere Wahrnehmungsreize. Dabei ist jede Wahrnehmung an Empfindungen und Gefühle gekoppelt (Häfelinger und Schuba 2013, S. 14–15).

Die Körperwahrnehmung basiert auf den Bewegungserfahrungen und den Kenntnissen über den eigenen Körper. Durch unbekannte und ungewohnte Bewegungen kann die Aufmerksamkeit auf den Körper gerichtet werden, wodurch die Bewegungs- und Handlungsfähigkeit positiv beeinflusst wird. Aufgrund dessen sollten die Lernenden in der Sportstunde den Körper als sensibles Empfindungsorgan kennen lernen, ihre Belastungsgrenzen erfahren und den gewohnten Umgang mit ihrem Körper durchbrechen. Hierdurch können neue Bewegungsdimensionen geschaffen werden. Die Körperwahrnehmung bildet somit das Fundament für ein sinnvoll aufgebautes Training (Häfelinger und Schuba 2013, S. 15).

Die sensomotorische Rückmeldung ist für Kinder und Jugendliche mit Auffälligkeiten besonders wichtig, denn diese bildet eine unmittelbare, leiblich erfahrbare Rückmeldung über ihr Handlungsergebnis, welches geringere kognitive Leistungen voraussetzt. Hierdurch werden

Erfolgserlebnisse geschaffen, die sich positiv auf ihr Selbstwertgefühl auswirken (Balster 2003, S. 9).

Ein weiteres zu beachtendes Element ist, dass die Schüler und Schülerinnen in einer Zeit der Bewegungsarmut aufwachsen. Bereits bei Schuleintritt leidet die Hälfte der Kinder unter Haltungs- und Koordinationsschwächen. Das in der Schule vorherrschende monotone Sitzen auf ungeeigneten Stühlen fördert diese noch weiter. Die damit einhergehende Verschlechterung der Sensomotorik kann zur Entstehung schmerzhafter Tendomyosen in der oberflächlichen Muskulatur führen (Häfelinger und Schuba 2013, S. 56–57). Rühl spricht im Zusammenhang mit dem Bewegungsmangels auch einen Schwund der lokalen Stabilisatoren an. Langfristig geht dadurch der Schutz der (Wirbel-) Gelenke verloren, was zu Haltungsschäden und Verletzungen führen kann (Rühl 2008, S. 11). Diesen Risiken kann ein koordinativ-propriozeptives Training entgegenwirken.

3. Übungen

Bevor ein koordinativ-propriozeptives Training in Form eines Zirkeltrainings durchgeführt werden kann, sollte der bereits erläuterte „kurze Fuß nach Janda" eingeübt sein. Dieser bildet die Grundvoraussetzung für alle sensomotorischen Übungen im Stehen (Lange 2014, S. 50).

3.1. Trainingsziele

Durch das koordinativ-propriozeptive Training sollen die Schüler und Schülerinnen ihre Haltungs- und Bewegungskoordination festigen und erweitern. Dabei sollen sie ihren Körper wahrnehmen, erfahren und dessen Grenzen austesten. Bei den Übungen durchbrechen die Lernenden ihre gewohnten Bewegungsformen und stärken damit ihre Bewegungs- und Handlungsfähigkeit. Somit leistet das Training einen wichtigen Beitrag zur Entwicklung des Körperbildes, des Körperschemas und der Persönlichkeit.

3.2. Übungsformen

Gleichgewichtsübungen

Durch Übungen, welche das Gleichgewicht fördern, verbessert sich die Bewegungssicherheit. Die Schüler und Schülerinnen gewinnen dadurch an Selbstvertrauen und werden wiederum selbstsicherer. Sichere Jugendliche und Kinder sind ausgeglichener. Diese Ausgeglichenheit führt zu einer erhöhten Konzentrations-, Aufmerksamkeits- und Leistungsbereitschaft. Damit stellt die Förderung des Gleichgewichts eine Förderung in jedem Leistungsbereich dar (Häfelinger und Schuba 2013, S. 40). Ein weiterer positiver Effekt ist die Verbesserung des allgemeinen Gesundheitszustands. Ebenso werden Muskeln, Sehnen und Gelenke gestärkt und Dysbalancen reduziert. Dies leistet wiederum einen Beitrag zur Beseitigung von körperlichen Beschwerden (Suchter 2016, S. 11). Des Weiteren dient das Training der Sturzprophylaxe (Häfelinger und Schuba 2013, S. 40).

Beidbeinige und Einbeinige Übungen

Die Übungen zielen in erster Linie auf die Verbesserung von funktionellen und alltagsspezifischen Bewegungskoordinationen unter Beteiligung der großen Muskelgruppen ab. Dabei aktiviert der Übende reflektorisch weitestgehend die gesamte Skelettmuskulatur. Wirbelsäule, Hüft-, Knie- und Sprunggelenke werden simultan aktiv stabilisiert, wodurch sich eine Ganzkörperspannung aufbaut. Übungen im Einbeinstand erzielen, im Vergleich zu beidbeinigen Übungen, höhere Effekte im Bereich der Bein- und Hüftmuskulatur sowie beim Gleichgewichtsvermögen (Chwilkowski 2006, S. 63). Bei diesen einbeinigen Ausführungen ist insbesondere auf eine korrekte Ausführung zu achten, denn im Einbeinstand wirken hohe Kräfte auf das Gelenksystem und es besteht die Gefahr von Fehlbelastungen. Im Wachstum befindliche Kinder und Jugendlichen sind dadurch besonders gefährdet (Granacher et al. 2007, S. 2). Im angehängten Stundenverlaufsplan ist die Übung „Beidbeinstand auf instabiler Unterlage" hier einzuordnen.

Bi-Pedale-Übungen

Granacher empfiehlt die Durchführung von Bi-Pedalen Übungen. Durch diese haben die Schüler und Schülerinnen die Möglichkeit die Grenzen ihres Gleichgewichts zu erfahren

(Granacher et al. 2007, S. 3). Im Stundenverlaufsplan ist die Übung „Pedalo fahren" daran angelehnt.

Einsatz von Zusatzgeräten

Zusatzgeräte gestalten die Übungen interessanter und anspruchsvoller (Häfelinger und Schuba 2013, S. 113). Im Sinne einer Differenzierung können diese sehr gut eingesetzt werden.

Einsatz von Spielformen

Spielformen sollen zum Mitmachen, zur Spontanität, zum Wohlbefinden und Spaßhaben anregen. Dabei können die Spielenden von den Alltagsbelastungen abschalten und Entspannung finden. Gleichzeitig kann die Koordination mit ihren Teilaspekten gefördert werden (Häfelinger und Schuba 2013, S. 154–155).

3.3. Belastungsnormativen im koordinativ-propriozeptiven Training

Im Gegensatz zu Kraft- und Ausdauertraining gibt es für das koordinativ-propriozeptive Training noch keine Belastungsvorgaben, denn dies wurde auf der Grundlage von morphologisch-physiologischen Wirkungsweisen noch nicht untersucht (Granacher et al. 2007, S. 5). Insbesondere für Trainierende im Jugendalter liegen keine wissenschaftliche Befunde vor. Granacher empfiehlt jedoch, aufgrund seiner Erfahrungen in der Trainingspraxis, ein progressives Training mit einer Dauer von vier Wochen. Jede Woche sollte dabei drei bis vier Trainingseinheiten enthalten. Diese Trainingsintensität führt zu Anpassungen im Neuromuskulären System. Verletzungsprophylaktische Effekte lassen sich bereits nach einer Woche des Trainings feststellen. Bei der Übungsdurchführung empfiehlt er eine Belastungsdauer von 20 bis 45 Sekunden. Die Pausen sollten mit gleicher Dauer gestaltet werden (Granacher et al. 2007, S. 7). Bei individuellen Ermüdungen sollte bereits früher abgebrochen werden, denn wie nachhaltig die Halte- und Bewegungskoordination verbessert wird, hängt stark von der Qualität der Übungsausführung ab. Diese setzt Konzentration voraus (Chwilkowski 2006, S. 60–61). Im Falle, dass ein Übender Schmerzen oder Unwohlsein erfährt, sollte dieser das Training abbrechen (Häfelinger und Schuba 2013, S. 87). Wie bereits erläutert, sollte sich der Umfang des Training auf 5 bis über 20 Minuten belaufen.

3.4. Aufwärmen und Regeneration

Vor dem Training sollte ein kurzes Aufwärmen durchgeführt werden (Granacher et al. 2007, S. 5). Dies führt zu einer erhöhten Herzfrequenz, stimuliert das Nervensystem und aktiviert die Muskulatur (Thomschke 2019, S. 34). Es wird eine Dauer von 7 bis 10 Minuten empfohlen (Chwilkowski 2006, S. 61).

Zum Einleiten der Regeneration sollte ein Cool-Down am Ende der Einheit absolviert werden (Granacher et al. 2007, S. 5). Bis zur nächsten Trainingseinheit ist mindestens ein Tag Erholung einzulegen (Thomschke 2019, S. 36).

4. Einordnung

4.1. Verordnung im Bildungsplan

Die explizite Förderung der Körperwahrnehmung, in Form eines Standards für inhaltsbezogene Kompetenzen, findet sich lediglich im Bildungsplan der Primarstufe wieder. In dem Bildungsplan der Sekundarstufe I und den Klassenstufen 7 bis 9 lässt sich diese nicht wiederfinden. Jedoch kann das Propriozeptive Training in die pädagogische Perspektive „Wahrnehmungsfähigkeit verbessern und Bewegungserfahrungen erweitern" eingeordnet werden. Zudem findet sich das Propriozeptive Training unter der Perspektive „Fitness verbessern und Gesundheitsbewusstsein entwickeln" wieder (Ministerium für Kultus, Jugend und Sport Baden-Württemberg 2016). Hinzukommend empfiehlt Granacher, das Training in weitere Perspektiven einzubinden. Dabei hebt er besonders die Ballsportarten Fußball, Handball und Volleyball hervor, vor dem Hintergrund einer Verminderung des Verletzungsrisikos (Granacher 2007, S. 1).

4.2. Fazit

Im Vordergrund stehen die bereits erläuterten positiven Auswirkungen eines koordinativ-propriozeptiven Trainings. Durch ein solches Training profitieren die Schüler und Schülerinnen sowohl beim Sporttreiben als auch im Alltag. Vor dem Hintergrund einer meist sitzenden Alltagsgestaltung erfährt das Training einen besonderen Stellenwert. Bci dcn Übungen wird der Körper erfahren und kennengelernt sowie Grenzen ausgetestet. Eine koordinativ-propriozeptive Einheit zielt auf eine ganzheitliche Entwicklung ab. Dazu zählt auch das kooperative Agieren bei Übungen, welche in Partnerarbeit absolviert werden. Bei diesen ist es erforderlich, sozial zu interagieren und Verantwortung für eine erfolgreiche Übungsdurchführung zu übernehmen. Dabei können die Schüler und Schülerinnen bei Spielformen ihrer Gegenwartserfüllung gerecht werden. Des Weiteren wirken sich Gleichgewichtsübungen, wie bereits dargelegt, positiv auf viele weitere Bereiche aus. In diesem Zusammenhang steht auch der wichtige Beitrag eines koordinativ-propriozeptiven Trainings zur Verletzungsprophylaxe.

Literaturverzeichnis

Balster, Klaus (2003): Kinder mit mangelnden Bewegungserfahrungen. Praktische Hilfen zur Förderung der Wahrnehmung und Bewegungsentwicklung. 3. Aufl. Duisburg. Online verfügbar unter https://www.vibss.de/fileadmin/Medienablage/Sportpraxis/PH_Kinder/Gesundheitstraining/KmmB_2.pdf, zuletzt geprüft am 30.06.2020.

Chwilkowski, Christian (2006): Medizinisches Koordinationstraining. "Verbesserung der Haltungs- und Bewegungskoordination durch Propriozeption". 2. Aufl. Köln: Dt. Trainer-Verl.

Granacher, Urs; Bergmann, Silke; Gollhofer, Ablert (2007): Allgemeine Richtlinien für den Einsatz von sensomotorischem Training im Schulsport. In: *sportunterricht* (9), S. 1–7, zuletzt geprüft am 19.06.2020.

Häfelinger, Ulla; Schuba, Violetta (2013): Koordinationstherapie. Propriozeptives Training. 6th ed. Aachen: Meyer & Meyer (Wo Sport Spass macht, v.10). Online verfügbar unter http://search.ebscohost.com/login.aspx?direct=true&scope=site&db=nlebk&AN=943754.

Knobloch, K.; Rossner, D.; Jagodzinski, M.; Zeichen, J.; Gössling, T.; Martin-Schmitt, S. et al. (2005): Prävention von Schulsportverletzungen -- Analyse von Ballsportarten bei 2234 Verletzungen. In: *Sportverletzung Sportschaden : Organ der Gesellschaft für Orthopadisch-Traumatologische Sportmedizin* 19 (2), S. 82–88. DOI: 10.1055/s-2005-858142.

Lange, Hendrick (2014): Sensomotorisches Training zur Prävention von Verletzungen im Basketball. GRIN Verlag. München. Online verfügbar unter https://www.grin.com/document/285788, zuletzt aktualisiert am 01.07.2020, zuletzt geprüft am 01.07.2020.

Laube, Wolfgang; Anders, Christoph (Hg.) (2009): Sensomotorisches System. Physiologisches Detailwissen für Physiotherapeuten ; 28 Tabellen. 1. Aufl. Stuttgart: Thieme (physiofachbuch).

Ministerium für Kultus, Jugend und Sport Baden-Württemberg (2016): Bildungsplan. Bewegung, Spiel und Sport. Online verfügbar unter http://www.bildungsplaene-bw.de/,Lde/LS/BP2016BW/ALLG/GS/BSS, zuletzt aktualisiert am 20.06.2020, zuletzt geprüft am 20.06.2020.

Rhül, Jörg (2008): Sensomotorisches Training. Die Chance für mehr Gesundheit und Fitness. In: *Ü-Magazin : für Übungsleiterinnen und Übungsleiter*, S. 9–18. Online verfügbar unter https://www.mobilesport.ch/assets/lbwp-cdn/mobilesport/files/2011/12/1-08_Sensomotorik.pdf, zuletzt geprüft am 21.06.2020.

Schmidt, Robert F. (Hg.) (2010): Physiologie des Menschen. Mit Pathophysiologie. 31., überarb. und aktualisierte Aufl. Heidelberg: Springer (Springer-Lehrbuch).

sportbiologie-grundlagen (2018): Sport in der Pubertät: Die erste puberale Phase (Pubeszenz). Online verfügbar unter https://www.sportbiologie-grundlagen.de/sport-in-der-pubertaet-die-erste-puberale-phase-(pubeszenz).html, zuletzt aktualisiert am 20.05.2018, zuletzt geprüft am 06.07.2020.

sportunterricht.de (2020): Sensible Phasen der Motorik. Modell der sensiblen Entwicklungsphasen. Online verfügbar unter http://www.sportunterricht.de/lksport/sensiphas1.html, zuletzt aktualisiert am 12.03.2020, zuletzt geprüft am 06.07.2020.

Suchter, Vlado (2016): Balancetraining. Die besten Übungen für mehr Gleichgewicht, Stabilität und Koordination. München: riva.

Thomschke, Ronald (2019): Tiefenmuskulatur-Training. Für eine starke Körpermitte, mehr Kraft, Stabilität und Balance. 3., überarbeitete, aktualisierte und erweiterte Auflage. Berlin: Steffen Verlag.